CATÉCHISME MÉDICAL

OU

LA VÉRITÉ EN FACE DE L'ERREUR

PAR

USÈS AINÉ, DIT PARRANT

MÉDECIN HYDROPATHE

DIRECTEUR DE PLUSIEURS ÉTABLISSEMENTS HYDROPATHIQUES

Dédié aux personnes qui souffrent

PARIS

A LA LIBRAIRIE SCIENTIFIQUE SPÉCIALE

M DCCC LXI

CATÉCHISME MÉDICAL

OU

LA VÉRITÉ EN FACE DE L'ERREUR

PAR

[illegible]USÈS AINÉ, DIT PARRANT

MÉDECIN HYDROPATHE

DIRECTEUR DE PLUSIEURS ÉTABLISSEMENTS HYDROPATHIQUES

Dédié aux personnes qui souffrent

PARIS

A LA LIBRAIRIE SCIENTIFIQUE SPÉCIALE

M DCCC LXI

PRÉFACE.

AMI LECTEUR,

Si, comme je le suppose, vous avez pris connaissance d'une petite brochure intitulée : *Guérison des maladies par l'eau froide*, où la méthode de Vincent Priessnitz est mise à la portée de tout le monde, en voyant les soins extrêmes que j'ai mis à développer tout ce qui peut être utile à l'intelligence de ma médication, qui est tout simplement *l'eau naturelle*, vous devez être bien convaincu que ce n'est point un vil intérêt ou même une jalousie de métier qui a guidé ma plume.

Il a fallu tout mon désir d'être utile à mes semblables, pour me donner la hardiesse d'attaquer à sa base, et de renverser des systèmes médicaux bien établis et passés aux yeux de la foule comme choses toutes simples et naturelles.

Non, je le répète, ce n'est point jalousie de métier, puisque j'ai enseigné le mien à qui a bien voulu me lire. Une expérience de plus de vingt années sur les nombreux malades que j'ai traités et manipulés moi même, me donne le droit de m'élever contre les abus. Surtout, croyez bien, ami lecteur, que je connais toute la valeur du trésor que l'on perd en perdant la santé, moi sorti par miracle de l'abîme où m'avait plongé une imprudente médication. Après avoir retiré de cet abîme de misères une foule de pauvres victimes de l'ignorance et de la routine, n'ai-je pas acquis le droit d'être écouté, je dis plus, d'être cru et obéi ? — Je pourrais en appeler ici aux aveugles à qui j'ai rendu la vue; aux malades auxquels j'ai conservé tous leurs membres en empêchant une amputation réputée nécessaire; aux nombreux paralytiques que j'ai fait agir et marcher. Fort de leur témoignage et assuré de l'action curative et puissante de l'eau naturelle, je viens aujourd'hui déchirer le voile tissu par la routine, l'erreur, le caprice et le hasard.

Parviendrai-je à changer tout un ordre de faits qui se passent sous la protection des lois, à réformer tous les abus qui pèsent sur l'humanité souffrante? hélas ! je ne le pense point. Ainsi que pour une maladie qui a poussé de trop profondes racines, la guérison devient impossible. J'ai affaire à trop forte et trop puissante partie, pour oser espérer de renverser jamais toutes les erreurs médicales.

En voyant la hardiesse de mon entreprise,

qu'allez-vous penser de moi, cher lecteur ; ou plus tôt, car je compte sur vos sympathies, que penseront nos demi-savants du XIXe siècle, ceux qui connaissent à peu près tout sauf le moyen de nous préserver des maladies, encore moins celui de les guérir ?

Moi, je leur dirai avec toute la force que donne une conviction profonde : Prenez des bains *froids*, et non des bains chauds ; au lieu des pilules et des purgations qu'on vous fait avaler au coin de la cheminée dans un appartement bien chauffé, buvez de l'eau, faites de longues promenades, livrez-vous en plein air à un exercice salutaire autant qu'agréable. Au lieu de renfermer sous une enveloppe de flanelle les douleurs qui passionnent la chaleur, appliquez sur ces parties souffrantes et brûlées des linges froids mouillés, vous éprouverez un soulagement instantané et un bien-être durable. Respirez avec délices cet air frais et pur que la nature nous envoie, et que l'on trouve surtout dans les environs des montagnes. Habituez de bonne heure vos enfants aux bienfaits de la vie active, au grand air, et, au lieu d'élever des piliers de pharmacie, vous aurez une progéniture forte et robuste qui vous fera honneur.

L'habitude est une seconde nature :
Nous sommes ce que l'on nous fait.

AVIS ESSENTIEL.

Avant de lire mon catéchisme médical, et pour apprécier la valeur de mes réponses aux objections qu'il renferme, le lecteur est prié de se bien pénétrer des considérations suivantes :

Peut-on réellement, par l'usage de l'eau

Éteindre ce qui brûle,
Humecter ce qui sèche et consume,
Laver, nettoyer ce qui est mal propre,
Dissoudre et ramollir ce qui épaissit ?

Ces quatre lignes constituent tout l'art médical ;
Le médecin n'a pas d'autre mission à remplir.

L'homme peut-il, sans nuire gravement à sa santé, se priver de l'air libre ?

L'homme habitué au travail est-il moins robuste que le paresseux ?

Celui qui couche sur la dure, se porte-t-il moins bien que celui qui repose sur le duvet et l'édredon ?

Le visage de l'homme, exposé à l'air libre, craint-il plus le froid que ses pieds habitués à être constamment couverts ?

Celui qui va habituellement nu-pieds, est-il

plus sensible au froid dans ces parties que dans les autres portions couvertes de son corps ?

L'homme qui marche beaucoup est-il meilleur marcheur que celui qui reste toujours assis ?

Celui qui dévore avec appétit un bon morceau de pain et de fromage, dine-t-il moins bien que celui qui mange sans appétit les mets les plus recherchés ?

L'enfant des campagnes est-il moins robuste que celui élevé dans les recherches du luxe et dans la mollesse des Palais ?

L'homme qui mange pour vivre est-il plus sujet aux indigestions que celui qui vit pour manger ?

Enfin, l'homme sage, maître de ses passions, qui mène une vie sobre, régulière, tranquille, est-il plus sujet aux infirmités et aux maladies que l'épicurien qui a fait un Dieu de son ventre, et dont la seule occupation consiste à satisfaire ses sens et son penchant pour les plaisirs ?...

N'est-il pas déplorable de voir les nombreux systèmes de médecine inventés et affectés au prétendu soulagement des malades, alors que la diète et l'eau naturelle suffisent admirablement pour toutes les cures possibles ?

L'usage de l'eau prise intérieurement et appliquée à l'extérieur du corps, fortifie, nettoie les canaux, rend la peau du corps inaccessible aux influences pernicieuses de l'air et aux variations de l'atmosphère.

Les vêtements trop lourds affaiblissent la peau.

Habituez le corps à la dure, il deviendra robuste.

Enfin ; prenez la nature pour médecin et la diète pour saignée.

CATÉCHISME MÉDICAL.

CHAPITRE PREMIER.

Demande. *Qu'est-ce que l'art médical ?*

Réponse. C'est, soi-disant, une science inventée par les hommes, dans le but de guérir les maladies auxquelles sont sujettes les populations qui vivent sur la terre.

D. *Cette prétendue science que vous nommez : Art de guérir, est-elle longue à apprendre ?*

R. Oui, elle est très-longue à apprendre et très-coûteuse, de telle sorte qu'un père qui veut se donner l'honneur d'avoir un fils docteur en médecine doit jouir d'une certaine fortune.

D. *Est-ce un honneur que d'être docteur ?*

R. Toute profession acquise à prix d'or, occupe toujours un rang distingué dans la société.

D. *Combien faut-il de temps d'études, pour obtenir le titre de docteur.*

R. De douze à quatorze ans, suivant le plus ou le moins de capacité que possède le postulant.

D. *Que signifie le titre de docteur en médecine ?*

R. Il signifie : acquérir le droit de vie ou de mort, sur les personnes qui sont forcées de faire usage des produits de la pharmacie.

D. *Pourquoi dites vous : Acquérir le droit de vie ou de mort sur les personnes qui font usage des produits de la pharmacie ?*

R. Parce que les remèdes employés par l'art médical sont prèsque tous vénéneux ou corrosifs ; pas assez puissants pour accasionner une mort prompte ; mais c'est un fait certain que le malade qui en fait un long usage, porte toujours avec lui les traces évidentes d'une pernicieuse medication, soit par la perte de ses chairs, de ses forces, qui se trouvent remplacées par des cicatrices, la constipation, l'irritation du système nerveux, voire même la perte de l'appétit et du sommeil.

D. *Celui qui a terminé ses études peut-il être docteur sans examen ?*

R. Les études terminées, des demandes et des questions sont adressées au jeune aspirant par le président d'une faculté ou d'un conseil de santé du lieu, et, si les réponses sont reconnues justes et fondées par l'assemblée qui constitue un corps de savants, le jeune carabin, comme on dit, est reconnu digne de recevoir un diplôme de docteur.

D. *Si les réponses aux demandes qui ont été adressées au jeune étudiant ont été reconnues justes et fondées par une société de savants tout entière, pourquoi supposer que tant d'hommes instruits puissent errer dans les moyens employés pour guérir les maladies ?*

R. En vérité, c'est une chose qui passe l'imagination que, depuis tant de siècles, l'art médical, de l'aveu de tout le monde, ne soit pas encore parvenu à guérir une maladie sûrement ; car il est bien prouvé qu'un remède peut guérir l'un et tuer l'autre ; mais à cela je pourrais répondre que, dans une société d'aveugles, un borgne passe pour un être favorisé de la nature; et, de plus, comment pouvoir atteindre un but désigné, s'il n'y a personne pour vous indiquer la route que vous avez à suivre pour y arriver?

D. *Ce droit de saturer, abreuver, cicatriser le corps des personnes qui, de bonne foi, se soumettent aux caprices des médecins, leur est-il reconnu par la loi?*

R. Hélas! oui, j'ai la douleur de l'affirmer; ce droit leur est acquis et accordé sans aucune espèce de contrôle.

D. *Pourquoi dites-vous: J'ai la douleur de l'affirmer?*

R. C'est l'amour de l'humanité et le bien général qui me portent à proclamer les dures vérités contenues dans mon catéchisme médical.

D. *Avez vous bien réfléchi à ce que vous alliez faire en publiant votre catéchisme.*

R. Je l'ai écrit dans l'intention de soulever le voile qui cache des vérités importantes et salutaires, pour laisser en vue l'erreur, le hasard et le caprice, toutes choses, hélas! passées aux yeux de la foule comme vraies, simples et naturelles.

D. *Pourriez-vous donner des preuves certaines à l'appui de vos assertions?*

R. La meilleure des preuves est une expérience acquise sur des milliers de malades que j'ai eus sous ma direction. J'ose affirmer que, depuis vingt ans et plus que j'exerce l'hydrothérapie, je n'ai jamais obtenu en administrant l'eau d'autres effets que ceux que j'en attendais; aussi ai-je la satisfaction de publier bien haut que jamais malade n'est mort étant entre mes mains.

D. *Peut-être tous ces malades étaient des malades imaginaires?*

R. Les médecins donnent facilement le nom de malades imaginaires aux pauvres infortunés, qui, après avoir été ruinés en médications de toutes sortes; n'éprouvent aucun soulagement à leurs maux; mais l'hydrothérapie ne pense pas comme ces médecins. Venez les voir vous qui m'interrogez, ces soi-disant malades imaginaires plonger leur corps ruisselant de sueur dans un grand bassin d'eau glacée, renonçant à tout ce qui peut flatter leurs palais; l'imagination ne va pas jusqu'à réduire les gens à ne boire absolument que de l'eau pour toute boisson! Et pourquoi agissent-ils ainsi ces malades, selon vous *imaginaires*? Parce que ces malades, qui n'avaient nul espoir de guérir, et ne voyaient aucun terme à leurs souffrances, se sentent renaître, gagner des forces morales et physiques, après chaque opération. Le grand tort des malades qui viennent me trouver, c'est celui de ne venir qu'à la dernière extrémité. Fasse le ciel que ma voix soit enfin écoutée! Alors l'art de la médecine, se conformant à la méthode de Priessnitz, sera réellement dans la vraie route du progrès.

D. *Tout ce que vous venez de nous dire est bien beau, sans doute, mais, nous sommes forcés de vous croire sur parole; veuillez donc, comme je vous en ai fait déjà la demande, nous donner des preuves certaines à l'appui de votre assertion.*

R. Je n'ai point l'habitude de publier les noms des personnes que j'ai sauvées par le procédé de Priessnitz: la nomenclature, en serait trop considérable. Plusieurs journaux ont publié un tel nombre de guérisons opérées par moi avec de l'eau seule, qu'il est facile aux incrédules de s'assurer de la vérité de mes assertions. Mais vous me permettrez de vous dire en passant, que, dans la crainte de se brûler, on aime à s'éloigner du feu.

D. *Pourriez-vous nous citer quelques-unes de ces guérisons opérées avec de l'eau pure ?*

R. Je ne chercherai pas longtemps ; je vais vous citer la guérison de deux malades qui, avant de me connaître, étaient dans la plus triste des positions.

D. *De quelles maladies étaient atteintes ces personnes ? Quel âge avaient elles ?*

R. Le premier de ces malades était un homme de cinquante ans environ, de bonne famille, Conseiller Municipal de la commune de Glanden (en Suisse), canton de Vaud, presque aveugle d'une paralysie des yeux, (goutte sereine), après quelques mois de traitement rien qu'avec de l'eau seule, il recouvra une vue parfaite. Son aliénation mentale était tout à fait disparue. Par reconnaissance il a publié sa guérison dans le journal de Genève.

D. *Avez-vous d'autres exemples de guérisons opérées pareillement avec de l'eau seule?*

R. Au mois de Juin 1860, il me fut présenté une Dame mère de famille, qui ayant la partie droite du corps paralysée ne pouvait marcher qu'en se faisant soutenir par dessous le bras gauche : la jambe droite contournée se trouvait beaucoup plus courte que l'autre, sa figure était de travers ; enfin le bras droit était desséché par l'effet de la paralysie qui était complète. Après trois mois de traitement toujours avec de l'eau, le bras droit avait repris son embonpoint, la paralysie était disparue, la figure et la jambe du côté paralysé avaient repris leur état normal. Madame F. R. partit pour Gilly près Rolle, canton de Vaud, en Suisse, où elle n'a cessé de se livrer aux travaux de son ménage ?

D. *Est-ce que les malades dont vous venez de nous détailler les guérisons avaient, avant vous, suivi d'autres traitements ?*

R. Je crois vous avoir déjà dit que, lorsque les malades ne viennent me trouver qu'après être à bout de médecins et de leurs drogues, ne sachant plus à quel saint se vouer, ils sont comparables aux noyés qui se cramponnent à toutes les branches qui se trouvent sous leurs mains.

D. *Puisque par votre traitement vous obtenez de si belles guérisons, pourquoi le malade n'a-t-il recours à l'eau froide qu'à la dernière extrémité ?*

R. Je dois le confesser ici, l'eau étant un remède si simple et si sûr que le charlatanisme ne peut y étaler son luxe, par ces motifs on trouve encore beaucoup de médecins qui découragent ceux de leurs malades qui auraient quelque envie d'y avoir recours. J'en ai vu même qui ne manquaient pas d'attribuer à l'eau froide, si parfois il leur avait pris envie d'y goûter, ne fut-ce qu'une fois dans une année, le germe d'une maladie dont les drogues seules étaient la véritable cause.

D. *Mais, savez-vous que vous êtes un homme véritablement précieux.*

R. Pas le moins du monde; ma manière de guérir est, comme je viens de le dire, trop simple, trop facile pour qu'on daigne m'écouter : il faut actuellement faire de l'excentricité et du charlatanisme.

D. *Mais, dites nous donc votre fameux remède qui guérit tout le monde ; on est vraiment malheureux avec un homme tel que vous de se porter toujours bien.*

R. Trève de plaisanterie : le sujet qui nous occupe est trop sérieux et trop grave puisqu'il s'agit ici d'un bien général, pour que je me permette de plaisanter. Ceci admis, je vous dirai que le moyen dont je me sers pour guérir les maladies n'est point un remède, c'est tout simplement l'eau bien administrée, l'air, l'exercice pour amener la sueur.

D. *Avec de l'eau, de l'air et de l'exercice vous guérissez donc tout le monde ?*

R. Je n'ai point la prétention de guérir tout le monde, car étant tous mortels il faut, tôt ou tard, que chacun paye son tribut à la nature.

D. *Ce moyen de guérir par l'eau naturelle, est-ce vous qui l'avez inventé ou découvert ?*

R. Non ; je ne puis m'attribuer une si haute gloire. Celui à qui l'on doit cette précieuse découverte était un simple paysan autrichien nommé Priessnitz.

D. *Avez-vous connu le paysan Priessnitz ?*

R. Oui : sans lui je le déclare, il y a longtemps que j'aurais perdu la vie par suite des remèdes dont on s'était servi pour me guérir d'une maladie de la peau.

D. *Avez-vous étudié la médecine ?*

R. Hélas oui ! je ne savais pas ce que je faisais.

D. *Pourquoi, cet hélas oui ?*

R. C'est le regret d'avoir perdu une partie de ma jeunesse à l'étude de cet art qui m'avait presque réduit au désespoir, dans l'hôpital Saint Louis, à Paris, où j'étais externe.

D. *Pourquoi et comment êtes vous sorti de cet hopital?*

R. Au milieu d'une salle basse et voutée, existe un réchaud d'où sort une vapeur d'eau bouillante qu'on me faisait aspirer à pleine gorge, sans égard à mes pauvres poumons, le désir que j'avais de guérir me portait à me ténir au plus haut degré des marches d'un escalier qui se trouve dans l'intérieur de cette salle. Là ; à ce poste, la vapeur est réellement brûlante : j'ignore si ce qui précède à été inventé dans l'intention de fumer les individus malades, comme on à l'habitude de fumer les viandes mortes dans l'intérieur de la Suisse; mais tout ce que je sais, pour mon compte personnel, c'est qu'après quelques mois de cette fumigation brûlante, je quittai cet hôpital à l'état de squelette, avec des palpitations de cœur effrayantes, et ma maladie de la peau s'était changée en trois belles dartres au milieu de la figure.

D *Comment vous êtes vous guéri ?*

R. Avec de l'eau et une abondante transpiration.

D. *Avez vous été guéri radicalement ?*

R. J'ai été si bien guéri que, depuis trente ans environ, je jouis d'une santé parfaite, et, à mon âge de cinquante-six ans, par le système de l'eau froide, je me suis tellement endurci le corps, que les courants d'air, les changements de température, du chaud au froid, et vice versa, ne peuvent rien sur moi. Ceux qui me connaissent sont là pour convaincre les incrédules : je suis persuadé qu'ils se feront un devoir d'affirmer la vérité de mes assertions.

D. *Est-ce que Priessnitz était orgueilleux de son savoir?*

R. Nullement, cet homme ignoré et éloigné de tous les centres populeux, guérissait par son système de l'*eau froide* ordonnée ou appliquée par lui-même à l'intérieur et à l'extérieur du corps des malades qui venaient le consulter. Cet homme, ai-je dit, était très-étonné que sa maison fût le rendez-vous de tant de gens infirmes: il ne pouvait croire que la science médicale fût assez impuissante à leur soulagement pour les déterminer à se rendre dans son pays sauvage, où n'existait aucune route praticable. Il prescrivait à tous ces gens là, de l'eau, rien que de l'eau: il paraît qu'il ordonnait juste, puisque le nombre de ces visiteurs allait toujours croissant. Les médecins qui avaient recours à son traitement et dont quinze furent guéris par ce paysan, évaluaient à seize-cents, les guérisons qu'il opéra dans la même année, qu'ils furent eux-mêmes guéris.

D. *Dites-nous comment la croyance à la possibilité des guérisons par l'eau froide parvint à s'établir?*

R. Priessnitz s'était guéri lui-même d'une chûte: à la rentrée des foins, un cheval lui fractura trois côtes d'un coup de pied; cet accident de la plus haute gravité, fut reconnu fracture incurable par les chirurgiens de la contrée; le jeune Priessnitz ne se soumettant nullement à cette sentence doctorale, se guérit lui-même par un procédé très-douloureux et très-ingénieux, il parvint à remettre en place les côtes brisées, séparées du sternum, os qui couvre la poitrine. L'admiration que produisit cette cure d'une nouvelle espèce, fut le présage de la renommée à venir du jeune guérisseur.

D. *Pensez vous que, si Priessnitz eut possédé quelques notions de l'art médical, il serait parvenu à comprendre que l'eau pouvait suffire à la guérison des maladies?*

R. Cet homme, simple cultivateur, n'était point dépourvu d'éducation; il jouissait d'une certaine fortune, et se trouvait élevé au-dessus des hommes de sa condition de toute la puissance d'un jugement droit et d'un esprit sain et éminemment observateur. Il sentait bien que Dieu, dans sa sagesse, n'aurait point placé dans le nord, les remèdes propres à guérir les infirmités des habitants du midi, et que l'eau qui se trouve en abondance et à la portée de tout le monde, ne devait pas nous être seulement utile au lavage du linge. Assuré de cette sage prévoyance de la nature, qui a dû placer le remède à côté du mal; la tête exempte de toute erreur médicale, il n'avait confiance qu'aux forces de la nature, qui lui parlait d'autant mieux. Cette bonne nature choisit cet homme obscur, qui savait la comprendre, pour en faire le médecin des médecins.

D. *Comment Priessnitz obtint-il la permission de traiter les malades ?*

R. Priessnitz, après avoir éprouvé beaucoup d'ennuis et de désagréments, de la part des médecins de la contrée jaloux d'une renommée qui croissait si vite, et plus encore d'un homme obscur qui se permettait de guérir réellement des malades sans leur participation; fut enfin autorisé à fonder un établissement hydrosudopathique; le gouvernement Autrichien s'étant assuré d'abord par des médecins envoyés sur les lieux, que le paysan Priessnitz n'obtenait tant de merveilles qu'avec l'aide de l'eau de sa fontaine et par son génie naturel.

D. *Est-ce que Priessnitz n'a jamais écrit sur sa méthode ?*

R. Non; cet homme qui a montré à la face du monde entier d'une manière si éclantate, la fausse route où se traînent depuis des siècles les écoles de médecine, s'est borné à faire le bien lui-même; il n'a jamais rien écrit. Nous avons dû nous borner à ses conseils, et administrer l'eau comme il l'administrait lui-même à chaque genre de maladies, soit en questionnant tous nos malades, soit pour l'avoir vu lui-même administrer cette eau avec autant de hardiesse que de sûreté.

D. *Est-ce que d'autres personnes, avant vous, ont été témoins des cures opérées par Priessnitz : existe-t-il là dessus quelques écrits authentiques ?*

R. Le nombre des malades qui ont écrit en témoignage de reconnaissance de leur guérison, est très-considérable. Parmi ces malades se trouvent des médecins du plus haut mérite, qui ont abjuré leur science pour l'amour de l'humanité, et ont, à l'imitation de Priessnitz, rendu de grands services à la société, soit en publiant ce qu'ils ont vu, soit en ordonnant l'eau seule à leurs malades.

D. *Donnez-nous les noms des personnes qui ont écrit sur Priessnitz et sur son traitement.*

R. Le nombre de feuilles de papier que j'ai consacrées à écrire mon catéchisme médical serait insuffisant, s'il m'était permis de mentionner nominativement tous ceux qui ont écrit les merveilles de Vincent Piessnitz.

D. *Citez-nous les noms les plus marquants parmi ceux auxquels on peut ajouter le plus de confiance.*

R. Je nommerai d'abord le professeur Certel. C'est lui qui le premier, par ses écrits, a fait sortir de la foule le nom du paysan guérisseur, et qui a commencé sa réputation ; le professeur Munde qui a fait un ouvrage sur ce sujet ; le docteur Vertheim ; le docteur Bigel dans ses *réflexions*; le docteur J. Gros dans son *voyage à Graefenberg*; le docteur Engel; le professeur Pelletan; le docteur Baldou membre du cercle médical de Montpellier; le manuel du professeur A. U. D. Parrant où la méthode de Vincent Priessnitz est mise à la portée de tout le monde; le rédacteur de la gazette médicale; un extrait de la lettre du docteur Berrend.

D. *Que dit le rédacteur de la gazette médicale ?*

R. Je vais citer les principaux passages.

« Praticien depuis 15 ans et rédacteur en chef d'un ancien journal de critique médicale pendant six ans, je m'étais d'abord un peu méfié de cette nouveauté de guérir, je la comparais à beaucoup d'autres, dont les auteurs ont eu la prétention de réformer l'art médical; mais, Monsieur, ce que j'ai vu de mes yeux à Graefenberg et dans quelques autres établissements hydriatiques ma frappé et vous frapperait d'étonnement. »

« J'ai vu des pneumonies et des pleurésies décidées guéries en trois ou quatre jours par l'eau froide seule, sans aucune saignée, j'ai vu une fièvre intermittente prolongée, guérie par l'eau froide seule sans quinine ou quinquina, ni aucun autre remède; j'ai vu des rougeoles, des varioles, scarlatines, des fièvres continues et nerveuses, des maladies croupales, et trachéitiques, rhumatismales, scrophuleuses, arthritiques, dartreuses, siphilitiques et mercurielles de toute espèce, des affections nerveuses, hystériques, névralgiques, hypocondriaques, des engorgements, et flegmasies abdominales, des désordres menstruels et hémorroïdaux, des indurations et hypertrophies internes et externes, des tumeurs blanches, etc. et toutes ces maladies guéries par l'eau froide sans l'intervention d'aucun remède, et dans un temps relativement plus court et moins défavorable à la constitution que par nos autres moyens. »

CHAPITRE DEUXIÈME.

D. *Qu'est-ce que les maladies ?*

R. Je pense que c'est un avertissement que la nature nous donne, pour que nous ne perdions pas de vue qu'étant tous mortels, tôt ou tard, il nous faudra quitter cette terre.

D. *Combien y a-t-il de sorte de maladies ?*

R. Il y en a de deux sortes : les maladies accidentelles, et les naturelles.

D. *Qu'entendez-vous par les accidentelles ?*

R. Celles produites par une chûte, une brûlure ou autres causes imprévues.

D. *Qu'entendez-vous par les maladies naturelles ?*

R. Celles qui nous viennent de la nature, que nous ne pouvons prévoir.

D. *Peut-on éviter les maladies ?*

R. Tout me le dit ; le bon sens le prouve.

D. *Comment peut-on éviter les maladies ?*

R. On peut éviter les maladies en suivant les préceptes que m'ont dictés vingt années de pratiques et d'observations, et que je puis en connaissance de cause, donner comme positives. Qu'on n'oublie pas, que notre corps est-ce que nous le faisons ; c'est-à-dire que le froid endurcit, et habitue le corps aux inconstances d'une nature variable; le travail fortifie, la marche double la force musculaire et rend marcheur; la sobriété et la tempérance dans le boire et le manger, sont toutes choses ennemies des maladies. Il n'en est pas de même si, au lieu du travail, on s'adonne à la mollesse et à l'oisiveté qui enfantent des désirs vicieux. L'habitude de la chaleur rend frileux, les mets recherchés flattent le palais et éveillent un appétit factice, et ainsi de suite.

D *Pensez-vous qu'en suivant les préceptes que vous nous signalez, on puisse se préserver de toutes les maladies?*

R. Ce serait folie de répondre affirmativent; j'ai déjà dit que nous sommes tous mortels, et j'ose ajouter en outre, que je n'entends nullement comprendre dans le bénéfice de la règle de conduite tracée ci-dessus, les personnes dont la constitution ne serait point en harmonie avec la longivité de la vie ordinaire.

D. *Avant Priessnitz, employait-on l'eau naturelle à la guérison des maladies?*

R. On l'employait très-rarement et d'une manière si peu rationnelle que jamais, avant Priessnitz, on n'aurait donné le nom de cure à une guérison par l'eau froide.

D. *Avant l'invention de la médecine moderne, comment traitait-on les malades?*

R. Tous les anciens peuples, les Grecs, les Romains surtout faisaient un grand usage de l'eau froide, et passaient une partie de leurs journées dans les thermes ou bains publics, d'où ils ne sortaient que pour se livrer à des exercices violents dans les gymnases, ou à la promenade sous les portiques des Nymphées. Il est facile de voir par le luxe et l'importance qu'il attachait à ces établissements de bains publics, que ce peuple de fer dont la conquête du monde entier fut la seule ambition, ne connaissait pas de passe-temps plus délicieux et plus salutaires que les bains, les exercices du corps et la fatigue. Ce n'est que plus tard que l'abondance des richesses acquises dans les combats, leur faisant changer cette vie de labeur en une existence de mollesse et de plaisirs, ils substituèrent à l'eau froide l'eau chaude ; ce changement de manière de vivre amena leur décadence, et ils furent vaincus à leur tour par les phalanges impétueuses des barbares du Nord.

D. *Quelle haute idée les Romains en particulier se faisaient ils de l'eau et de son emploi ?*

R. Ils se baignaient plusieurs fois le jour. — Nous voyons par la description d'une maison de campagne, dans les lettres de Pline le Jeune, que les bains et toutes les applications de l'eau froide étaient en grand honneur chez les Romains. — Nous pourrions citer encore les restes manifiques de thermes romains trouvés à Pompei, à Herculanum ; le Palais des thermes de Julien que tout Paris peut admirer encore, et la belle fontaine de Nîmes.

D. *Selon vous, on ne doit employer que l'eau et la sueur à la guérison des maladies.*

R. Telle est mon opinion : libre au malade de faire comme il l'entend. Tout remède qui guérit est bon, le tout est de le trouver. Depuis des milliers d'années qu'on le cherche, on n'est point encore parvenu à le découvrir.

D. *Croyez-vous à la vertu de certaines plantes médicinales ?*

R. On ne peut nier la propriété de plusieurs plantes

dont fait usage la médecine, la difficulté consiste en leur application dans les cas de maladies auxquelles convient leur spécialité. La découverte des plantes dont l'action bienfaisante, est générale sur tous les individus atteints de la même infirmité, est suivant moi, à peu près impossible, si l'on considère, la disposition, le tempérament, le degré de maladie, toutes choses qui varient à l'infini. S'il en est ainsi, comme je crois l'affirmer avec connaissance de cause et d'après le témoignage d'un grand nombre de malades, pourquoi alors ne pas employer l'eau froide dont le succès est certain? Elle ne trompe jamais; son action bienfaisante convient à tous les tempéraments, à toutes les constitutions; et puis, n'est-ce pas encore l'eau qui fait croître et nourrit toutes ces plantes dont la vertu salutaire n'est bien souvent que problématique?

D. *Existe-t-il des remèdes de l'efficacité desquels les médecins soient assurés dans certains cas?*

R. La main sur la conscience, je ne pense pas médire en affirmant que, jusqu'à ce jour, 20 juin 1860, le médecin n'est pas encore parvenu à guérir *assurément* la moindre des maladies, c'est-à-dire guérir avec *le même* remède plusieurs malades atteints de *la même* infirmité. Chaque nouvelle découverte médicale a son tour de vogue: tantôt ce sont des produits oléagineux, chimiques, minéraux, racines, sans oublier le trop fameux quinquina qui a détruit autant d'estomacs qu'il y a de feuilles aux arbres. Puis, tous ces remèdes si bruyamment prônés, tant vantés, qui guérissant l'un, peuvent tuer l'autre, et finissent par être remplacés, à leur tour, ainsi de suite.

D. *Pensez vous que la quinine ou le quinquina soient aussi pernicieux que vous le dites ?*

R. Si vous voulez vous assurer de mes assertions, vous n'avez qu'à visiter les malades qui ont fait usage de cette pernicieuse médecine : vous verrez la couleur de leur peau ; leur face jaune, leur aspect cadavéreux vous prouveront assez que je ne mens pas. Adressez-vous aux individus atteints ou guéris des fièvres intermittentes, tierces, quartes, etc.

D. *Peut-on guérir avec de l'eau ces sortes de fièvres (maladies intermittentes ?)*

R. Ces sortes de maladies sont d'une guérison prompte et très-facile par l'hydrothérapie ; il n'en est pas de même si le malade est déjà saturé des remèdes cités plus haut.

D. *Pouvez-vous, avec de l'eau, traiter des maladies à la guérison desquelles les médecins sont forcés d'employer des remèdes plus dangereux que le mal ?*

R. Les maladies siphilitiques de toute espèce, même mercurielles guérissent avec de l'eau pure et la sueur. Ces maladies qui détruisent des familles entières, et dont l'action morbide se transmet de génération en génération, sont une des merveilles de l'hydrothérapie, en ce qu'elle les guérit radicalement n'importe leur gravité et leur ancienneté. Cette maladie traitée dès son apparition, est d'une guérison prompte et si facile qu'elle a lieu d'étonner.

D. *Cependant les médecins prétendent guérir ces maladies par l'emploi du mercure ? (Maladies mercurielles et siphilitiques.)*

R. Toutes les maladies siphilitiques soi-disant guéries par le mercure, sont sujettes à de fréquentes rechûtes.

L'hydrothérapie nous prouve, tous les jours, que le mercure peut bien cicatriser les couloirs virulents, donner une guérison apparente; mais dans le fond le mal n'est que pallié, mis sous d'autres formes, et toujours prêt à donner des signes de sa présence à la moindre imprudence.

D. *Comment prouverez vous que le mercure ne fait que pallier ces maladies?*

R. En ce que ces couloirs imprudemment fermés, finissent par s'ouvrir, sous l'influence de l'hydrothérapie qui provoque l'évacuation des matières putrides dont la présence dans le corps entretenait la maladie.

D. *Peut-on avec de l'eau, sans le secours d'autres moyens plus actifs, traiter une maladie occasionnée par le système sanguin?*

R. L'eau, par son action frigorifique, attire à elle une grande quantité de sang; la turgescence sanguine qui se manifeste à la partie qui était en contact avec elle ne laisse pas le moindre doute à cet égard. On conçoit facilement le bénéfice que doit apporter à la partie malade cette diminution de sang.

C'est une idée absurde et généralement répandue que la croyance à une abondance générale de sang dans tout le corps. Cela ne peut pas être ainsi; lorsqu'il existe une augmentation de ce liquide dans une partie du corps, n'importe laquelle, c'est au détriment des parties éloignées du siège que cette augmentation a lieu.

Il en est de même de cette prétendue inflammation du sang: une augmention générale de chaleur dans ce liquide ne peut avoir lieu. S'il existe réellement un surcroit de chaleur dans une partie malade, cette augmentation a encore lieu au préjudice des autres parties éloignées du mal.

D. *N'êtes-vous point dans l'erreur en pensant qu'une augmentation générale de sang ou de chaleur ne peut avoir lieu chez certains malades?*

R. Le sang d'une personne bien portante conserve toujours le même degré de chaleur : il n'en est pas de même si cette personne est malade ; la chaleur du sang diminue en proportion de l'augmentation de la maladie, et si cette maladie occasionne la mort, la chaleur du sang s'éteint avec la vie.

D. *N'existe-t-il pas des maladies inflammatoires qui plongent le malade dans un état de chaleur extrême depuis les pieds jusqu'à la tête.*

R. La nature sans cesse occupée de la conservation de notre santé, attentive comme une sentinelle vigilante à la conservation de son œuvre, ne cesse nuit et jour de veiller : jamais découragée, on la voit, la fièvre nous le démontre, combattre un ennemi qui vient lui ravir un de ses enfants, lui disputer le terrain ligne à ligne jusqu'à ce qu'enfin n'étant plus assez puissante, elle cède la vie, après un sublime effort, à ce terrible ennemi.

Ainsi donc tous ces effets de chaleur, ou de froid, que la fièvre fait éprouver au malade, ne sont en réalité qu'un produit du grand travail de la nature.

D. *J'entends souvent des personnes se plaindre de la pauvreté de leur sang, qu'entendent-elles par cette expression?*

R. Celui qui souffre a naturellement des idées préconçues; le plus souvent ces idées sont peu rationnelles; le médecin a bien de la peine avec des malades de ce genre en ce qu'il lui reste deux missions à remplir, la première est d'effacer du cerveau de son client ces idées erronées, la seconde est de parvenir à lui inspirer assez de confiance dans une guérison prochaine et de l'amener par cette supercherie à suivre le traitement qu'on pense lui convenir. Que ces personnes se plaignent d'avoir le sang pauvre ou riche comme elles voudront le nommer, cela dépend en général de l'embonpoint ou de la maigreur de l'individu ; chez celui dont les vaisseaux circulatoires sont entourés de masses de graisse, la circulation du sang est plus pénible et moins facile que chez les personnes maigres ; car ici rien n'obstrue les canaux, de telle sorte que le flux et le reflux du sang a lieu sans peine et avec beaucoup de facilité.

Dans tous les cas, que le sang soit pauvre ou riche, la cause certaine de cet état de choses réside dans les matières hétérogènes qui se trouvent dans ce liquide, et que nous nommerons humeurs. Ce sont les matières qui composent ces humeurs plus ou moins épaisses ou liquides, qui font paraître le sang lourd, riche, ou pauvre.

D. *Approuvez-vous la saignée dans certains cas pressants ?*

R. Dans tous les cas, la saignée ne peut être que nuisible en ce qu'elle diminue la masse de ce liquide si nécessaire à celui à qui on fait cette soustraction. Ici c'est réellement s'en prendre aux effets au lieu d'attaquer la cause : c'est ajouter un mal à un autre mal ; car ôter une partie du sang nécessaire à la conservation de la vie, n'enlève point les humeurs qui s'y trouvent mêlées. Étant bien établi qu'une saignée affaiblit un homme bien portant, que doit-elle produire chez un homme déjà épuisé par la souffrance ? J'en appelle à vous, cher lecteur, et vous laisse juge. Pourtant, dans le siècle actuel, il existe encore des pays que je ne citerai point, où l'on saigne les malades jusqu'à ce qu'ils soient guéris, ou que mort s'ensuive.

D. *Qu'entendez-vous en disant : Prendre l'effet pour la cause ?*

R. Voici encore un reproche que je puis adresser sans crainte de médire à un grand nombre de médecins qui portent toute leur attention aux effets et non à la cause d'où naissent ces effets. Dans ces sortes de cas, qui ne sont absolument que l'œuvre de la nature, ils devraient porter toute leur attention à lui venir en aide, ou tout au moins, ne point la contrarier ; mais non, l'homme de l'art ne le pense pas ainsi ; la nature pour lui est la moindre des choses, son talent ou son orgueil ne lui permettent pas de s'arrêter à de pareilles considérations ; il attaque hardiment le mal qu'il voit. De telle sorte que, si la nature parvient, à force de travail, à ramener au dehors du corps les matières nuisibles qui troublent sa marche, soit par les couloirs naturels, ou bien encore si ces matières arrivent à la peau sous forme de boutons, plaies etc. de suite, ordonnance de purgations, injections, brûlure, cataplasme, onguents : il faut à tout prix fermer les couloirs des issues ; si ; malgré les efforts que fait la nature pour parer aux nouveaux dangers qui la menacent, le médecin parvient à fermer ces issues, ces exutoires, à cicatriser ces plaies bienveillantes, le malade censé guéri est plus malade que jamais. Les maladies qui ne manqueront pas d'arriver par la suite, sous d'autres formes beaucoup plus graves, prouveront assez la justesse de mon assertion à ceux qui sont victimes de cette aberration médicale.

D. *Il y a-t-il des médecins qui envoient des malades à l'hydrothérapie ?*

R. Le nombre en est certainement bien grand : je n'oublierai point de mentionner ici les médecins consciencieux amenés par une longue pratique à reconnaître non seulement l'impuissance de leurs remèdes mais bien encore les malheurs irréparables que peuvent causer à la constitution de leurs malades ces trop fameux breuvages.

Oui, je le répète, bien des médecins envoient au traitement de l'eau naturelle les malades dont les infirmités ont résisté à tous les moyens employés par eux : cette distinction faite, je prie le lecteur de ne point confondre ces respectables personnages avec ceux dont il est question dans mon catéchisme médical.

D. *Pensez-vous qu'en lisant votre catéchisme, on veuille s'assurer s'il ne renferme vraiment que des vérités ?*

R. Je ne le pense pas. Par le temps qui court, il existe trop de pronateurs de charlatans possesseurs de remèdes à tous les maux présents et futurs : voyez plutôt les annonces insérées à la quatrième page des journaux.

Comment voulez-vous qu'avec un pareil état de choses on écoute celui qui vient de bonne foi après 20 années et plus d'expérience acquise sur des milliers de malades soumis à ses soins, qui vient nanti des preuves les plus marquantes, qui fait toucher du bout du doigt de manière à convaincre les plus incrédules, comment naissent la plus part des maladies ; qui vient vous dire comment avec de l'eau pure on peut guérir ces maladies. Celui-là, non certes ! ne sera point écouté.

C'est une chose trop simple, dira l'un : c'est trop beau dira un autre pour être vrai. Il est impossible, assurera le plus malin, qu'avec de l'eau on puisse guérir des maladies: s'il en était ainsi, il y a long-temps que nous le saurions; nous n'aurions pas attendu ce Monsieur pour nous l'apprendre.

Je dirai au premier : Dans cette vie, on n'estime une chose qu'à son prix vénal; tout le défaut de l'eau est sa simplicité et son abondance. Je dirai au second : Adressez-vous aux malades que j'ai guéris, ou bien consultez les ouvrages des médecins cités plus haut; peut-être ajouterez-vous quelque croyance aux écrits de ces illustrations médicales.

Je terminerai en disant au plus malin : Comment arriverez-vous à Paris en prenant la route de Marseille? Il en est de même de la médecine; comment voulez-vous trouver le moyen de guérir en n'employant que des remèdes bons à rendre malades ceux qui se portent bien?

D. *Peut-on, sans inconvenient pour la santé, ne faire usage que de l'eau pure pour boisson?*

R. Celui qui fait de l'eau son unique boisson ne connait point les rhumes ni les catharres, digère facilement les mets les plus grossiers et les plus lourds, n'est point sujet aux maux de dents qu'il a toujours d'une blancheur modèle; il ignore les maladies dites nerveuses; enfin, il jouit d'une intelligence de cerveau supérieure. Cette habitude saine et rationèlle le préserve d'une infinité de maladies.

D. *Pourtant vous ne pourrez nier que le vin rétablit les forces, principalement chez les travailleurs.*

R. La question que vous m'adressez va m'attirer, j'en suis plus que persuadé, l'inimitié de tous les amateurs du bon vin; mais, n'empêchant personne de se livrer à cette boisson, il me sera bien permis de donner mon opinion. La force que produit l'usage du vin dans notre corps se concentre au cerveau, ainsi donc il ne faudrait point confondre en prenant la folie pour de la force; mais, abstraction faite de toute idée préconçue, celui qui ne boit que de l'eau, a le corps et l'esprit meilleurs; il soutiendra plus longtemps un travail pénible et continu; tandis que celui qui, en place de l'eau, boit du vin, digère moins bien et, le plus souvent, il a plus tôt envie de dormir que de travailler. Le vin trouble la digestion, la rend pénible, laborieuse, et les sucs qui en découlent fermentant par leur long séjour dans l'estomac, fournissent au sang un chile aigre; voilà comment se forment les humeurs.

D. *Peut-on boire de l'eau sans inconvénient, même dans un état de chaleur extrême?*

R. L'eau peut occasionner bien des accidents aux personnes qui n'en boivent jamais, si ces personnes dans un état de sueur abondante produite par la marche, la danse, viennent imprudemment en boire pour se désaltérer. Celui qui a l'habitude de cette boisson, peut en boire impunément sans crainte d'accidents. Je n'ai jamais vu aucun de mes malades se plaindre de la boisson d'eau dans un état de chaleur extrême.

D. *Peut-on faire usage de l'eau, à l'extérieur du corps, en tout temps?*

R. On ne doit employer l'eau en bains, en lotions en douches, qu'avec connaissance de cause. J'ai été témoin de plusieurs cas très-graves survenus à des personnes même habituées à ces sortes de bains, pour en avoir pris après le repas. Je ne puis trop recommander aux personnes qui ont cette habitude, d'attendre au moins deux heures après le repas, temps nécessaire à la digestion, s'ils ne veulent point courir de dangers réels.

D. *Je pensais que l'eau en bains accélérait la digestion?*

R. Après trois heures écoulées depuis le dernier repas, si la digestion n'est point terminée, un bain de siége et la boisson d'eau la terminent sûrement : je n'emploie point d'autres remèdes dans ces sortes de cas; j'ai toujours réussi quoique souvent la vie fût en danger.

D. *Faites-nous comprendre comment un bain de siége peut accélérer la digestion.*

R. La boisson d'eau joue un grand rôle dans les indigestions: il est inutile que je répète comment, j'ai déjà dans d'autres passages expliqué tout le bien qu'on peut en attendre par son action intérieure. Venons donc au bain de siége: l'eau, ai-je encore dit, par son action frigorifique attire à elle une grande quantité de sang; on conçoit facilement que les parties supérieures, par cette diminution de liquide, se trouvent soulagées: les canaux intestinaux se trouvant mieux à l'aise, la nature reprend ses droits, la digestion s'accomplit.

D. *Êtes-vous bien persuadé que le sang soit un obstacle à la guérison des maladies?*

R. Le sang n'est point un obstacle à la guérison des maladies; vous m'avez mal compris; je vais mieux vous expliquer ma manière de voir; libre à vous de m'adresser d'autres observations, si vous n'êtes pas satisfait de mes réponses.

Quand une partie du corps se trouve malade, n'importe laquelle, les vaisseaux qui passent dans cette partie n'étant plus en état, les veines cessent leurs fonctions de telle sorte que le sang engorgé ne manque pas de se corrompre, et d'augmenter le volume du mal: la partie malade acquiert une chaleur très-grande, propre à favoriser la corruption du sang stagnant. Cet état de choses ne cesse d'augmenter de minute en minute, jusqu'à ce que ce rayon malade envahisse les parties les plus nécessaires à notre existance, si une main amie ne vient point éteindre ce feu qui brûle, forcer le sang pur à circuler. Avec de l'eau on obtient facilement cet heureux résultat; mais pourtant il ne faut point y avoir recours trop tard; ainsi, en substituant au mal tout moyen de l'entretenir, la nature achève le reste.

D. *Puisque l'eau qu'on boit ne fait point de mal si l'on n'est point échauffé par une course ou une marche forcée, pourquoi donc tant de personnes se plaignent-elles que cette boisson leur donne des nausées et leur dérange le cœur?*

R. La plupart des individus chez qui la boisson d'eau produit un pareil effet sont amateurs du bon vin et de la bonne chère; ils ne connaissent de l'eau que le nom. Ceux là, j'ose le dire, vous parviendriez plustôt à arrêter le cours de l'Arve que de leur persuader que l'eau est utile à autre chose qu'à faire cuire des légumes.

Aussi, voyez ces amateurs de la bonne chère, le corps bouffi, les yeux au regard stupide, injectés de sang, le corps d'un embonpoint énorme; dont tout l'exercice se borne de la maison au cabaret et du cabaret à la maison; la parole n'arrive à leur bouche que quand l'esprit du vin leur monte au cerveau; le ventre d'une rotondité superbe ressemble assez à une barrique de bierre. Que voulez-vous que fasse un misérable verre d'eau, si parfois il prend envie à un individu de ce genre de laisser pénétrer dans cette masse immonde une boisson qui lui est aussi étrangère? Certes, je ne suis point surpris si une pareille créature affirme que l'eau est nuisible, et occasionne des vomissements. Après un pareil portrait, comment voulez-vous que les attaques d'apoplexie ne deviennent pas très-fréquentes.

La boisson d'eau produit l'effet d'une purgation quand l'estomac de celui qui la boit renferme des matières assez abondantes et épaisses pour obstruer son passage; mais que ces personnes continuent à en boire, et elles verront, à leur satisfaction, cette boisson bienfaisante forcer les matières nuisibles à sortir du corps par le haut ou par d'autres voies naturelles; ne cessez de boire qu'après l'entière évacuation et vous serez guéri.

D. *Dans l'hydrothérapie, avez-vous d'autres moyens que la boisson d'eau pour éliminer du corps les matières nuisibles?*

R. Le plus puissant moyen que possède l'hydrothérapie pour guérir les maladies, c'est la sueur. Sans la sueur, cette médication ne serait absolument qu'un moyen hygiénique et préservatif. Toutes les maladies que j'ai citées jusqu'à présent comme susceptibles d'être guéries par l'usage de l'eau en boisson ou en lavages, deviennent tellement minimes en présence de ce traitement, qu'on ne daigne point leur donner le nom de maladies.

D. *Est-ce qu'en médecine on n'emploie point les sueurs?*

R. Le médecin sait bien que la sueur est un puissant moyen pour guérir, mais les moyens qu'il emploie pour la procurer sont échauffants et affaiblissants de telle sorte que, si la maladie est grave, ce serait dangereux d'y avoir recours: j'ai d'ailleurs déjà donné un aperçu de l'effet des sueurs qu'on provoque à l'hôpital St Louis à Paris.

D. *Quelle différence faites-vous avec les sueurs amenées naturellement et celles provoquées par l'art.*

R. Les sueurs hydrothérapiques font la gloire de Priessnitz. Ce procédé est de son invention. En hydrothérapie, on peut faire suer des malades pendant plusieurs années; ce moyen rafraichit et fortifie considérablement les constitutions les plus faibles. On conçoit que les maladies les plus invétérées, par ces sueurs continuelles, doivent céder à la longue à un moyen aussi puissant: c'est ce qui ne manque jamais, si les parties où sont déposées les matiéres putrides n'ont point par leur long séjour brûlé, calciné les nerfs, les muscles, les fibres où elles avaient établi leur siège.

D. *Comment fait-on en hydrothérapie pour amener la sueur?*

R. On emmaillotte le malade dans des couvertures de laine, ou des draps mouillés suivant le cas, la constitution, l'irritabilité du système nerveux du malade; le corps ainsi couvert doit produire la sueur par la concentration de sa chaleur naturelle.

D. *Le malade ainsi disposé, la sueur est-elle longue à arriver?*

R. Suivant la saison, elle arrive plus tôt ou plus tard: les personnes faibles, débiles, quoiqu'elles soient en transpiration nuit et jour, suent très-difficilement dans le maillot hydrothérapique; nous en voyons même qui ne peuvent parvenir à transpirer. Mais, ici, on ne trouvera rien d'étonnant si l'on considère que la sueur n'est produite que par la concentration de la chaleur que peut posséder une personne faible débile, mais la continuation des maillots ne tarde pas à amener la force et l'énergie qu'a enlevées la maladie au sujet emmailloté.

CHAPITRE TROISIÈME.

D. *Que pensez-vous des eaux chaudes minérales souffrées, etc.?*

R. D'après les réponses que j'ai faites à vos demandes sur l'eau naturelle, vous devez bien vous attendre à celle-ci. Toutes ces comédies sont bien imaginées pour débarrasser les médecins des malades qui les fatiguent; elles sont encore bien faites pour rendre plus sensibles au froid les personnes qui s'y rendent en foule.

D. *Je pense que vous êtes dans l'erreur; car presque toutes les personnes qui se rendent aux eaux thermales, y vont par ordre de leur médecin et, si ces eaux ne jouissaient pas véritablement de quelque vertu médicale, ces établissements ne seraient pas si fréquentés.*

R. Depuis bien des siècles, les écoles de médecine enseignent à leurs élus une science qui ne concerne en rien ou peu de chose le véritable art de guérir les maladies.

Je ne suis pas le premier à proclamer ces vérités: d'autres l'ont dit avant moi. Ce n'est que d'après eux que je parle, parce que, comme eux, je vois les victimes de cette erreur médicamenteuse, et une erreur de plus ajoutée à une masse d'erreurs ne saurait produire un grand effet.

D. *Ce que vous avancez demanderait à être appuyé sur des preuves incontestables ?*

R. J'en ai dit assez pour démontrer que la faiblesse que procure à la peau de notre corps l'habitude des bains chauds est bien faite pour rendre ce pauvre corps apte à toutes les maladies qui naissent par la moindre impression de l'air extérieur. Ceci admis, suivez ces amateurs de bains d'eaux minérales qui ne quittent leurs domiciles que par ordre du soleil, et qui passent cette saison d'été dans une température de 25 à 40 degrés. Suivez-les, ai-je dit : dans la saison froide, vous pourrez vous faire là une idée des cuirasses que portaient au combat les anciens romains. La seule différence est que les cuirasses des romains étaient en acier, et que la cuirasse de nos modernes est en flanelle *de santé*. Je pense avec raison que ces mots *de santé* ont été ajoutés dans l'intention d'assurer que la flanelle met le corps à l'abri d'une balle ou de la pointe d'une épée ; mais pourtant en voyant ces Messieurs ainsi chauffés, calfeutrés, jouissant d'une figure aussi piteuse que pacifique, ne demandant que le repos et la privation de l'air ils n'ont sans doute nullement l'idée de vouloir aller guerroyer.

D. *Passons là dessus ; mais n'allez pas nier les vertus médicales dont sont* dotées *par la nature les eaux minérales comme le fer, le soufre, certains gaz, etc.*

R. Je ne nie rien: je dis ce qui est, mais je dirai aussi ce que mon expérience m'a montré être des erreurs.

D. *Voyons ; expliquez-nous tout cela au plus juste.*

R. Toutes les eaux qui ne renferment aucune matière étrangère à leur composition sont souveraines à la santé. Celles qui renferment une grande quantité de gaz hydrogène sont les meilleures : ceci admis prouve que je n'entends nullement confondre la vertu que possède l'hydrogène renfermé dans les eaux n'importe d'où elles sortent avec les eaux elles-mêmes. Je reconnais encore que le voyage, le changement d'air, de lieu, les distractions, les plaisirs de toutes sortes, l'agrément d'une société, sont autant de choses nécessaires à la santé ; mais, en dehors de ces distractions, je crois que le mérite de tous ces bains consiste en ce qu'ils coûtent fort cher et qu'on ne peut y trouver qu'une société choisie et distinguée. Mais là ne gît point la question. Ce que je dis c'est pour celui qui souffre et à qui la fortune ne permet pas de pénétrer dans le sanctuaire de la richesse ; j'écris pour celui qui a besoin de travailler pour l'entretien de sa famille, qui n'a pas même de quoi acheter le remède qui lui est ordonné par le médecin. Car enfin, il faut bien le dire aussi, le médecin ne voyant que le présent, ne s'occupant nullement des suites, trouve toujours des palliatifs propres à diminuer les souffrances du malade.

D. *Comment savez-vous que les minerais que contiennent les eaux sont nuisibles à ceux qui en font usage?*

R. Les eaux minérales tant vantées pour les maladies cutanées, possèdent réellement la propriété de répercuter à l'intérieur les maladies extérieures telles que la gale, les dartres, les ulcères, les tumeurs ; elles peuvent encore changer une douleur d'une place pour la porter à une autre. Très-souvent le malade se trouve mieux de ce changement ; mais il est encore bien certain que la prolongation de ces bains rend les maladies tellement chroniques que l'hydrothérapie, avec toute la puissance qu'elle possède, ne peut plus y apporter qu'une grande amélioration.

D. *Comment pouvez vous savoir si la maladie rentrée à l'intérieur est un effet des minerais contenus dans l'eau?*

R. Les sueurs par leur odeur plus ou moins fétide font connaître au médecin la qualité des remèdes dont le malade a été abreuvé précédemment; de telle sorte que ceux qui ont fréquenté les établissements de bains d'eaux minérales exhalent une odeur très-prononcée de la qualité des eaux dont ils ont fait usage. Leurs sueurs rendent une odeur de soufre mêlé à des œufs corrompus. Les eaux dans lesquelles on les lave en sortant de la sueur, blanchissent: on dirait un mélange de chaux délayée dans cette eau; d'autres malades rendent l'eau dans laquelle on lave les linges qui ont servi à la sueur noirâtre, et très-épaisse: dans ces derniers effets nous reconnaissons les maladies mercurielles. Pour en finir, je dois affirmer que, quand ces odeurs putrides cessent, le malade est guéri, et guéri pareillement celui dont les linges ne noircissent plus les eaux.

D. *Vous nous parlez sans cesse du naturel, de la nature, des eaux naturelles; il me semble pourtant que l'eau minérale sortant d'une source formée par la nature doit être pareillement naturelle.*

R. Je pense être très-fondé dans ma manière de voir, en ne confondant point ce qui dépend du hasard et ce qui est naturel, ou, pour mieux dire, une chose telle que la nature la créé et la donne. Cette chose n'est plus naturelle si elle a été travaillée par la main de l'homme. Ainsi, par exemple: le raisin est naturel, mais le vin ne l'est point: il peut être pur, exempt de toute substance autre que du jus de raisin; mais pour être en état de nature, comme je viens de l'expliquer, jamais.

L'eau minérale n'est point une eau naturelle, c'est une eau dont la source sort près d'un volcan ou d'une mine de fer, etc. et dont les eaux surgissent ou traversent ce volcan ou ces mines, emportant avec elles les soi-disant merveilles qui guérissent les malades susceptibles de guérison : mais ici il ne faut point confondre un phénomène produit du hasard avec un effet constant et naturel.

D. *Existe-t-il plusieurs établissement hydrothérapiques?*

R. Depuis une quinzaine d'années, un grand nombre de médecins persuadés que la méthode hydrothérapique guérit réellement les malades, ont créé dans presque tous les pays favorisés par la nature d'une belle source d'eau jaillissante, des établissements de ce genre avec tout le luxe et le confort possible.

D. *Dans ces établissements, n'emploie-t-on comme le faisait le paysan Priessnitz absolument que l'eau et la sueur ?*

R. Il y a de ces établissements où l'on traite les malades absolument comme le faisait Priessnitz ; mais, dans d'autres, les directeurs pour s'attirer un plus grand nombre de malades, ont associé à cette cure plusieurs sortes d'airs chauds, médicamenteux, térébenthineux, etc. que sais-je ? Ils ne savent pas ces messieurs que Priessnitz, sans nulle envie d'exploiter le monde, puisque le pauvre pouvait se guérir pour 10 francs par semaine tout frais compris, ils ne savent pas, dis-je, que ce paysan avec l'air tel qu'il nous arrive du ciel, et avec l'eau naturelle et sans nulle fanfaronnade dans sa méthode, guérissait environ quinze à seize cents malades par année. Je prie ces Messieurs, s'ils doutent de ces assertions, de vérifier les écrits des médecins que j'ai signalés au commencement de cet ouvrage.

D. *Puisque le traitement du paysan Priessnitz est tel que vous l'annoncez, pourquoi ne l'emploie-t-on pas davantage?*

R. Vous venez de dire le mot; parce que cette méthode sort du cerveau d'un paysan, on se garde bien d'annoncer les guérisons opérées par son emploi. Il n'en serait pas de même s'il venait à mourir un malade dans un de ces établissements; la nouvelle de cette mort ferait le tour du globe : elle serait publiée à son de trompe, tout comme on publie un nouveau remède sortant du cerveau d'un homme de l'art, quand même la vertu de cette idée ou de ce remède serait encore problématique.

Ainsi est fait le monde.

D. *Je n'ai plus rien à vous dire?*

R. Je suis heureux, de vous voir enfin convaincu; touchons-nous la main. Adieu.

CHAPITRE QUATRIÈME.

L'AUTEUR AU LECTEUR.

Monsieur, m'étant prêté avec plaisir aux demandes que vous m'avez faites, me sera-t-il permis à mon tour de vous en adresser quelques-unes?

Le Monsieur. Mais comment, mon cher, bien certainement, j'en serai très-enchanté quoique mon temps soit précieux.

L'auteur. Croyez, Monsieur, que je n'abuserai point, et que je serai bref le plus possible.

Le Monsieur. On ne peut être plus aimable ; me voici à vos ordres.

D. *Sans doute, vous n'exercez aucune industrie, aucun état : Monsieur, vit de ses rentes?*

R. Je suis docteur médecin allopathe, homœopathe et même hydropathe quoique cette dénomination soit nouvelle pour moi.

D. *Comment pouvez-vous être hydropathe puisque vous ne savez pas seulement ce que signifie le mot hydropathie?*

R. A un homme comme moi, plein d'un grand savoir, qui ai tant appris, il suffit de connaître d'avance tout ce qui concerne l'art de guérir : il est impossible que j'ignore la moindre des choses concernant cette science admirable.

D. *Je ne vous comprends pas ; vous n'êtes pas dans la question.*

R. Vous autres hommes de la nature vous ne comprenez rien ; je savais cela d'avance, aussi, me suis-je nanti d'une forte dose de patience.

D. *Qu'elles sont les maladies que vous guérissez avec le plus de sûreté?*

R. Celles que je guéris le mieux et avec sûreté sont très-nombreuses, les moyens que j'emploie sont si puissants qu'aucune maladie si rebelle qu'elle puisse être ne saurait résister à l'action de mes remèdes : puis, les maladies me connaissent ; elles savent bien que je ne plaisante pas avec elles.

D. *Citez m'en quelques-unes.*

R. Inutile ; j'ai mon remède pour chacune d'elles.

D. *Croyez-vous que le remède produise le même effet sur chaque individu atteint du même mal.*

R. Que voulez-vous qui l'en empêche?

D. *Mais l'état de nature de chacun, la constitution, le degré de maladie enfin.*

R. Monsieur, il y a ici le pour et le contre. La nature ne me gêne en rien; elle fait son affaire; cela la regarde, moi je fais la mienne. D'ailleurs mes moyens sont très-nombreux et trop puissants pour avoir besoin de sa participation.

D. *Donnez-moi des exemples à l'appui d'une assertion aussi extraordinaire.*

R. C'est bien facile : si je reconnais un vice dans le corps de mon malade, soit une humeur, bile, atrabile, comme il vous plaira de la désigner, je purge mon individu; si les purgations ne suffisent pas, et que les humeurs demeurent en leur lieu et place, j'ai à leur disposition des mouches de Milan, des vésicatoires, des cautères, sétons, ventouses; enfin c'est une merveille de voir couler une quantité de pus de tous les canaux malades. Ah! Monsieur, comme la science est riche en moyens!

D. *Pensez-vous que les matières enfermées dans le corps parmi le sang, viennent tout bonnement sortir par les couloirs que vous avez pratiqués.*

R. Qui voulez-vous qui les en empêche; d'ailleurs, on les voit couler de ses propres yeux.

D. *Vous ne croyez pas que les blessures que vous faites pour pratiquer ces couloirs soient la cause de cette abondance de pus qui s'en échappe?*

R. Je ne dis pas non; mais peut-on faire une omelette sans casser des œufs?

D. *Et si vos moyens ne suffisent pas à l'évacuation des sucs viciés?*

R. Quand un médecin a fait son devoir, il n'a rien à se reprocher; c'est que la maladie est incurable.

D. *Vous ne pensez pas qu'une maladie puisse devenir incurable à la suite d'un traitement empirique?*

R. Aux grands maux, les grands remèdes.

D. *Avant que la maladie devienne grave, pourquoi ordonnez-vous des remèdes dont vous ne pourrez prévoir les suites?*

R. Quand aux suites des maladies, nous ne pouvons nous tromper; ou elles augmentent, ou elles diminuent de gravité.

D. *Pourquoi alors ne pas employer l'eau naturelle qui ne trompe jamais? Son action bienfaisante arrête le cours d'une maladie.*

R. Quand un malade fait demander un médecin, c'est pour avoir des remèdes, et si à ce malade, le médecin n'ordonnait que de l'eau, il ne manquerait pas de dire: Ma foi! pour boire de l'eau, je n'ai pas besoin d'un médecin: j'en ai assez à ma fontaine; il ne dépend que de moi d'en boire.

D. *Vous a-t-on déjà tenu ce langage?*

R. Je ne me mets jamais dans ce cas; j'ordonne toujours assez de remèdes pour le prix de la consultation. D'ailleurs le travail ne m'effraie point.

D. *Quand un malade vous réclame, pour découvrir l'origine du mal dont-il se plaint, l'interrogez-vous sur ses antécédents?*

R. Si un médecin était obligé d'interroger un malade comme vous l'entendez, il n'en finirait plus. C'est bien assez de couper court aux jéramiades qu'il débite; à dater de sa naissance jusqu'à l'âge où il se trouve.

D. *Vous ne tenez point à connaître la cause de la maladie qu'il endure?*

R. Pourvu qu'il nous dise l'endroit où il souffre, nous

n'en demandons pas davantage ; cela suffit à notre règle de conduite. Si le malade désire en savoir plus long ; car il faut vous dire que les malades sont très-curieux, nous avons soin de balbutier entre nos dents des paroles inintelligibles. De telle sorte qu'il ne peut savoir si nous pleurons ou si nous parlons, mais il est convaincu qu'il a affaire à un médecin d'un profond savoir.

D. *Quand un malade vous fait appeler, avez-vous quelques paroles de consolation pour le tranquilliser sur son état ?*

R. Ah ! assurément ; plus ou moins suivant l'état de fortune et le cas de maladie de notre client : il faut à ces premières entrevues un tact tout particulier. La renommée et la confiance dont jouissent certains médecins, est le fruit de ces premières entrevues et non de leur savoir dans l'art de guérir.

D. *Pourriez-vous me dire l'entretien que vous avez avec un malade qui vous a fait appeler ?*

R. Avant tout, je m'informe du médecin qui a été consulté avant moi ; je prie le malade de me montrer les boites, les étiquettes des pilules ou des potions fournies par le pharmacien ; je porte ma curiosité jusqu'à exiger les ordonnances prescrites par mon confrère. Donnant alors à ma figure un sourire de pitié, je ne manque pas de dire : Le docteur *un tel*, malgré tout son esprit, n'a point connu votre maladie.

D. *Que faites-vous alors ?*

R. Sachant que les remèdes déjà administrés n'ont pas empêché le mal d'empirer, je fais une ordonnance toute contraire à celle du docteur remercié.

D. *Et si tous les moyens employés par vous, demeurent impuissants, que la maladie augmente, que le corps diminue, et que la mort s'ensuive?*

R. Quand le médecin a fait son devoir, qu'il a combattu la maladie jusqu'à extinction du malade, c'est que son heure était marquée : on ne peut rien contre la force.

D. *S'il en est ainsi, puisque notre heure est marquée, à quoi bon chercher à se faire guérir? Et puis reste à savoir si les parents du mort pensent comme vous?*

R. Quand au mort, il ne faut plus y songer; mais le médecin se donne encore la triste mission de consoler les vivants.

D. *Comment vous y prenez-vous?*

R. On les persuade que le pauvre défunt avait un mal incurable; qu'aucun remède n'avait assez de puissance pour arrêter sa marche croissante; qu'il est même extraordinaire qu'il ait résisté aussi long temps à un mal si terrible; mais, enfin, le pauvre mort est bien heureux; il a terminé ses souffrances.

D. *Si c'est un bonheur que de mourir pour mettre un terme à la souffrance, le malade peut bien se passer de docteur médecin, il n'a qu'à se procurer ce bonheur en se précipitant dans la rivière.*

R. Le temps me presse; je suis forcé de vous quitter, et en partant, je vous prie de croire que c'est un honneur que de mourir méthodiquement, tandis que se noyer c'est mourir tristement et en païen.

FIN.

Avignon — Imprimerie AUBANEL frères, rue St-Marc, 10.

www.ingramcontent.com/pod-product-compliance
Ingram Content Group UK Ltd.
Pitfield, Milton Keynes, MK11 3LW, UK
UKHW021115290826
14628UKWH00014B/2296

9 782019 658526